# MÉMOIRE

## De Mr AUMÉTAYER-LA-COMBRES Père,

Propriétaire de la Durandière, à Montreuil-Bellay,
( Maine-et-Loire );

SUR

# L'ART PRÉCIEUX

DE PRÉVENIR LES ACCIDENS FACHEUX QUI RÉSULTENT DE LA
MORSURE DES ÊTRES HYDROPHOBES, ET DES REPTILES
EN GÉNÉRAL, DU CHARBON NOIR, DES COLIQUES, DES
DARTRES, DES CANCERS, DES PLAIES ET DES COUPURES;

RÉDIGÉ

## par M. A. AUMÉTAYER Fils,

Étudiant en médecine à la Faculté de Montpellier.

Qui pour l'humanité ne sait que discourir,
Doit céder à celui qui parvient à guérir.

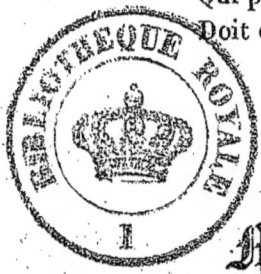

## N° 1.

## Montpellier :

Imprimerie de Henri RAHT, rue des Sœurs-Noires,
n° 3, derrière l'Église St-Roch.

1836.

# AVERTISSEMENT

## DU RÉDACTEUR.

———

JE venais de terminer mes études, lorsque mon Père me proposa la rédaction de ce Mémoire : il me fit envisager toute l'importance qu'il attachait à la publication de son secret. Le devoir de fils ne me permettait pas de lui refuser cette satisfaction : aussi ai-je fait mon possible pour la lui donner. Si, sous le rapport du style et de l'ordre que j'ai adoptés, je n'ai aucun encouragement à attendre de l'indulgence et de la générosité du public, il me restera une consolation bien grande encore, celle d'avoir pu contenter mon Père.

A. Aumétayer Fils.

———

# PRÉAMBULE.

Jusqu'ici, M.ʳ Aumétayer-La-Combres a conservé le secret admirable de prévenir les accidens fâcheux qui résultent de la morsure des êtres hydrophobes et des reptiles en général, et d'arrêter les progrès de plusieurs autres maladies hétérogènes très-dangereuses. Quelques pétitions adressées à ce sujet à l'autorité supérieure, lui ont attiré de sa part des éloges encourageans.

Ce secret, fruit de quarante ans de travail et d'expériences toujours couronnées de succès, ne devait pas rester plus long-temps ignoré du public : M.ʳ Aumétayer aurait pu le transmettre à son fils seulement ; tout autre l'eût fait à sa place ; mais l'amour de l'humanité l'a emporté sur ses propres intérêts ; il a vu que la plus grande partie de ses concitoyens pourrait en souffrir, et il a cédé à l'impulsion de son cœur , à la générosité de ses sentimens , pour en donner une publication générale.

Natif de Trachagein, commune de Saint-Michel-Devesse, arrondissement d'Aubusson, département de la Creuse ; sans fortune , sans autre espoir d'en gagner que d'avoir recours à l'industrie qu'il avait si bien héritée de ses pères, il quitta son pays natal, dès sa première jeunesse, pour se rendre à Paris, où il était attiré par le goût des arts et de la nouveauté. Après avoir fait à la capitale un séjour assez long, il vint s'établir dans le Poitou, où ses dispositions, jusqu'alors mystérieuses, devaient se développer d'une

manière étonnante. Son apparition, due au hasard
des circonstances, était cependant nécessaire pour
donner au commerce une marche plus accélérée, et
pour avancer les progrès de l'agriculture (1) dans nos
départemens des Deux-Sèvres et de Maine-et-Loire,
qui furent et sont encore le théâtre de ses opérations.

Sa vie devait passer à l'épreuve de bien des révolutions ; et les revers qui ont si souvent balancé sa
fortune, n'ont pu l'abattre ni arrêter un instant la
marche de ses projets philantropiques.

Toujours prêt à secourir les malheureux, qui ne
cessent encore de le regarder comme leur soutien,
il sut aussi se faire aimer des grands, qui lui servi-
rent de mobile et d'appui dans toutes ses démarches,
et qui savent aujourd'hui l'honorer de leur confiance.

Je crois que, de donner à la vie de cet homme
extraordinaire un plus long détail, ce serait manquer
à la bienséance, et la narration exacte de sa conduite,
qui n'est que louable, pourrait choquer sa modestie ;
néanmoins, il est bon que le public sache qu'il est
l'artisan de la fortune dont il jouit présentement ; que,
pour l'acquérir, il s'est toujours conduit avec délica-
tesse, et que le malheur dont il fut le jouet bien des
fois, n'a pu porter atteinte à sa moralité.

_____

(1) Il a remporté aux concours généraux qui eurent lieu
à Saumur, le 10 mai 1835, un prix d'agriculture, décerné
par la Société industrielle d'Angers, en présence de plus
de quatre mille propriétaires.

Le journal de Maine-et-Loire a fait mention de cette gra-
tification honorable pour M. Aumétayer.

# PREMIÈRE PARTIE.

## RÉFLEXIONS PRÉLIMINAIRES.

DEPUIS quarante ans je m'occupe de la science vété-rinaire : mes succès dans cette intéressante partie, utile à l'agriculture, au commerce et à la société, m'ont mérité l'estime et la reconnaissance de mes concitoyens.

Encouragé par ces considérations, je me suis déter-miné à publier le SECRET important *pour prévenir. les maux terribles qui proviennent de la morsure des êtres hydrophobes et des reptiles en général, du charbon*, par un seul et même remède, qui a encore la vertu d'être salutaire pour les coliques, les dartres, les cancers, les plaies et les coupures, et dont l'effi-cacité est connue par d'heureux résultats.

En 1809 et 1810, l'épizootie du charbon noir se déclara sur les bêtes à corne dans différens départe-mens de l'ouest et du milieu de la France, ainsi que dans l'arrondissement de Bressuire, département des Deux-Sèvres.

Quantité d'animaux avaient déjà péri, malgré les secours et les dépenses des propriétaires, qui, fatigués des efforts inutiles des gens de l'art des environs, m'appelèrent à leur aide.

A ces deux époques, je traitai tous les bestiaux qui me furent confiés, et j'obtins des succès qui sur-passèrent mes espérances, puisque je guéris plus de trois mille individus sans qu'il en ait péri un seul entre mes mains.

Ce fait est appuyé de certificats attestant, d'une manière flatteuse, la guérison radicale des animaux atteints de l'épizootie du charbon.

Il est encore attesté des lettres de M. le Préfet et de celles de S. Exc. le Ministre de l'Intérieur, qui m'ont été adressées en témoignage de remercîment des services que j'avais rendus, en arrêtant les ravages d'une terrible contagion qui n'a point reparu depuis ces temps de triste mémoire, pour ceux des habitans qui en ont été victimes, par des pertes considérables.

Malgré les luttes que j'ai eues à soutenir contre quelques vétérinaires intéressés à nuire aux succès de mes opérations, j'ai toujours eu l'avantage de les voir s'élever au-dessus de toute détraction (Il est bon que le public sache que je ne me suis jamais fait payer mes ordonnances, attendu que mon intention était de rendre service seulement). Maintenant que mon but est rempli, je laisse au praticien éclairé et au public qui est toujours impartial, à juger à quel point j'ai réussi.

Je suis loin de croire que mon traité ne laisse rien à désirer ; mais si, tel qu'il est, on l'honore d'une partie de l'approbation que j'ai obtenue dans la pratique des traitemens qui y sont démontrés, je me croirai amplement dédommagé de mes veilles et des soins que j'ai fait donner à cette édition pour la rendre digne du public.

La lecture attentive et réfléchie de cet ouvrage, en fixant les idées flottantes dans le vague de l'incertitude, convaincra tout homme impartial qu'elle n'est que l'expression franche et naïve de la vérité.

Mon remède est une liqueur de mon invention, que je qualifie d'Alexitère, du mot grec αλεξητηριος (*alexétérios*), qui signifie remède préservatif, antidote.

Cette liqueur, comme je l'ai déjà dit, guérit de plusieurs maladies, et n'est pas moins efficace pour l'une que pour l'autre: beaucoup d'expériences dont je vais citer quelques exemples, m'en ont acquis la plus grande certitude.

### EXEMPLES.

1er Rage.—Un chien enragé, dans sa fureur, avait mordu un autre chien ; je renfermai celui-ci, et, au bout de neuf jours, cet animal fut attaqué d'hydrophobie, et périt huit jours après.

Pendant les accès de la maladie, et à la même époque, je lui fis battre deux chiens, deux moutons et deux jeunes veaux; je traitai seulement un individu de chaque espèce, et je le préservai de la rage, tandis que l'autre, que je n'avais point traité, périt victime de cette cruelle maladie.

*Nota.* J'ai, pendant dix-huit mois consécutifs, essayé mon *remède* sur différens animaux que j'avais fait mordre par des chiens hydrophobes, et mes succès à les préserver de la rage m'ont assuré de son efficacité.

2e Un chien enragé entra dans un pacage de M. Charpentier de la Verrie, près Thouars; il y mordit six bœufs qui le tuèrent en se battant avec lui.

M. Charpentier employa plusieurs vétérinaires, et, malgré leurs soins, deux de ces bœufs périrent après de terribles accès d'hydrophobie.

Les quatre autres avaient déjà éprouvé quelques symptômes de maladie, lorsqu'il m'appela: j'employai mon remède, et ces bœufs guérirent radicalement.

3e Un chien enragé étant entré dans la cour d'un particulier du village de Praille, commune de Saint-Martin-de-Sanzais, mordit ses chiens et s'introduisit dans une étable où il mordit un bœuf à plusieurs endroits, particulièrement à l'œil gauche.

On m'appela, et mon traitement empêcha l'hydrophobie. Plusieurs chiens du village, mordus par le même animal, n'ayant pas été traités, périrent victimes de cette cruelle morsure.

4e Un chien enragé ayant mordu des brebis dans un nombreux troupeau, appartenant à M. Baudineau, de Magé, commune de Louzi, canton de Thouars, je traitai celles qui paraissaient avoir des blessures ; elles furent préservées de la maladie ; mais d'autres qu'on ne croyait pas avoir été mordues, périrent quelques jours après, faute de soins.

Un cochon et deux bergères furent également mordus, et mes secours les ont mis à l'abri des suites funestes de l'hydrophobie.

5e Un chien enragé étant entré dans un pacage de la commune d'Argenton-l'Église, se jeta, dans sa fureur, sur une petite fille âgée de dix ans, qui faisait tranquillement paître ses vaches. Il la dévora à plusieurs endroits, particulièrement au bras gauche où il lui fit deux cruelles morsures.

Le père de cet enfant, témoin éloigné de ce terrible événement, court chez lui pour se saisir de son fusil, résolu de se défendre et de venger sa fille par la mort du cruel animal qui l'avait diffamée. Il n'est pas plutôt arrivé à sa maison, que le chien hydrophobe paraît à sa porte et se jette sur lui. Alors Tempier ( c'était le nom du père de la petite fille ) voyant sa vie en danger, ne balance pas; il serre l'animal entre ses bras, le terrasse et l'étouffe, après avoir reçu de cruelles morsures. Je fus appelé pour traiter le père et la fille ; je leur coupai des lambeaux de chair qui pendaient aux parties diffamées ; je leur fis mon traitement, et je les préservai de l'hydrophobie.

J'ai aussi guéri radicalement, 1° dans la même commune, la fille d'un nommé Garsuault, qui avait été mordue par un mulet enragé.

-2° Dans la commune du Vandelnay-Rillé, arrondissement de Saumur, département de Maine-et-Loire, la fille de Madame veuve Civrais, mordue par un chien enragé.

3° Dans la commune de St-Hillaire-le-Doyen, un bœuf et des brebis appartenant à Chollet, fermier au château de M. de Bannan.

« Il est à remarquer que tous les individus mordus par les mêmes animaux et non traités, périrent dans de cruels accès de rage. »

6° MORSURE DES VIPÈRES.—Nicolas Goilleau, jardinier à la Roche-Caillonneau, commune d'Argenton-l'Église, avait été mordu à la jambe par une vipère rouge, dont la morsure est presque toujours suivie de la mort. L'enflure s'était manifestée par tout son corps, à tel point qu'il ne pouvait parler; quand on me l'amena dans une charrette, il me fit entendre qu'on lui avait fait prendre quelques drogues qui n'avaient apporté aucun soulagement à ses souffrances.

Je lui administrai mon remède; et, après un grand écoulement d'eau par la morsure, il fut entièrement guéri au bout de quatre jours.

J'ai guéri un chien appartenant à M. Denis Devalles, piqué par une vipère de la même nature.

7e Une vipère grise, d'une espèce moins dangereuse que la précédente, ayant mordu au pied Madame veuve Cotilleau, de Taison, commune d'Argenton-l'Église, l'enflure s'ensuivit, et, malgré les soins infructueux de plusieurs personnes, j'obtins, par les effets de mon remède, sa guérison, dans moins de quarante-huit heures.

8e Coliques. — Une vache de M. Denis Bodin, de Thouars, avait une colique qui la faisait horriblement souffrir depuis plusieurs jours; les vétérinaires l'avaient abandonnée, désespérant de la guérir, et M. Bodin, qui croyait qu'elle n'existait plus, avait donné ordre de la traîner dans un trou.

Le hasard m'ayant conduit à l'étable où gisait cette vache, je m'aperçus qu'elle remuait encore d'une manière presque insensible.

Je lui administrai mon remède; elle fit quantité d'excrémens et d'urine, et, deux heures après, elle fut radicalement guérie.

J'ai obtenu les mêmes succès sur une vache appartenant à M. Ch. Dezanneau, qui était tourmentée par la même maladie.

J'ai aussi administré mes remèdes à un particulier (Poineau) de la commune de Luzois, canton de Thouars (Deux-Sèvres), et je l'ai guéri d'une colique chronique qui l'affligeait depuis quinze ans.

9e DARTRES, LÈPRES. — Une dame Thouarsaise, que mes lecteurs me dispenseront de nommer, avait au ventre une dartre qui lui couvrait toute cette région d'une vilaine croûte, et qui allait se changer en lèpre ; le mal allait toujours croissant, et la pudeur de la jeune dame s'opposait à l'évidence. Cependant, les souffrances lui firent tout surmonter ; elle consulta plusieurs médecins, et n'obtint rien de satisfaisant.

Après l'épuisement de toutes les ressources de leurs sciences, elle se confia à mes soins. Dans quatre mois les écailles de son ventre tombèrent, et sa guérison fut complète.

Un particulier nommé Pierre Pain, de la commune du Vaudelnay-Rillé, âgé de cinquante-sept ans, avait depuis vingt ans le corps rongé par une lèpre ou dartre enracinée. Un grand nombre de médecins et de personnes qui avaient la réputation de guérir de cette maladie, avaient, sans obtenir de succès, fait subir leurs traitemens à l'individu affligé. Enfin, désolé de se voir dans un état aussi alarmant, il me fit appeler ; je lui fis mon traitement, pendant neuf mois : la lèpre disparut au bout de ce temps, et sa guérison fut radicale.

« J'ai obtenu les mêmes succès sur un nommé François Thessier, de la commune de Brossai (Maine-et-Loire), qui était depuis long-temps affligé de cette maladie terrible, ainsi qu'un nommé Pierre Roger, de Pompoix, commune de Sainte-Verge, canton de Thouars (Deux-Sèvres). »

11e CANCERS.—Un nommé Drouet du Gué-au-Riche, commune de Sainte-Verge, âgé de soixante-dix ans à peu près, était affligé d'un cancer depuis une vingtaine d'années. Il avait le nez et les lèvres tellement attaqués, qu'il ne pouvait plus résister à la douleur. Plusieurs médecins avaient épuisé leurs soins sans succès, pour faire disparaître cette cruelle incommodité. Le cancéreux se voyant en danger, me fit appeler. Je lui fis mon remède indiqué page 23, et, au bout de quelques mois, il fut parfaitement guéri.

12e La domestique de M. Billy, maire du Vaudelnay-Rillé, âgée d'une trentaine d'années, avait, depuis cinq ans, le cou dévoré par un cancer. Elle s'était fait traiter par plusieurs personnes de l'art, sans obtenir de guérison. Enfin, M. le maire voyant la triste situation de cette malheureuse, me fit appeler; je lui fis mon traitement, et dans trois mois elle fut parfaitement guérie.

## CONCLUSION DE LA PREMIÈRE PARTIE.

Pour attester les faits que je viens de citer, et beaucoup d'autres qu'il serait superflu de rapporter, je donnerai, dans un second numéro, des copies littérales de certificats qui m'ont été délivrés par personnes qui m'ont honoré de leur confiance, et sur les maux desquelles j'ai fait des prodiges de soulagement et de guérison.

Je donnerai encore copie du certificat collectif des maires et des habitans les plus notables environnant ma demeure, qui sont témoins oculaires de la bonté de mon remède et de ses effets miraculeux.

Je propage ce remède pour l'utilité publique, et je pense, sans le moindre doute, qu'il sera accueilli de tout le monde, et j'ose me flatter que j'en obtiendrai pour récompense l'estime générale.

## SECONDE PARTIE.

### OBSERVATIONS SUCCESSIVES SUR LES SIX PREMIÈRES MALADIES.

#### CHAPITRE PREMIER.

MORSURE D'UN ÊTRE ENRAGÉ. — Les morsures d'un être enragé sont plus ou moins venimeuses, suivant les accès de fureur du malade; elles produisent des effets différens, et l'impression de la peur sur le mordu, est un virus souvent plus contagieux que celui des morsures. Aussi, j'ai vu bien des fois deux ou un plus grand nombre d'individus mordus au même instant par le même animal enrager à des époques plus ou moins reculées et différentes.

Plusieurs personnes, surtout les habitans de nos campagnes de qui les simples avis ne sont pas toujours mauvais, prétendent que si on ôte au chien, pendant sa jeunesse, un petit nerf ou ver qu'il a sous lingual (à l'extrémité inférieure de la langue), il n'est point susceptible de contracter spontanément la rage véritable ; il ne pourra même plus désormais en être atteint par communication, c'est-à-dire, par l'inoculation d'un virus propre à cette maladie.

En cas de morsures d'animaux de même espèce, ou d'espèces différentes, les individus ne sont alors exposés qu'à une rage mue, qui ne produit aucun effet malfaisant, toute possibilité de nuire leur ayant été enlevée. Enfin, l'animal éverré, quand il vient à être mordu, ne quitte jamais la maison de son maître ; il devient triste ; la solitude et l'obscurité est tout ce qu'il cherche, et il meurt après trois ou quatre jour dans l'assoupissement le plus complet.

Je crois, d'après mes propres expériences, que ce raisonnement sur la rage mue n'est pas mauvais, et j'avance de plus qu'il est appuyé sur une base sûre et solide, et j'engage le public à vouloir bien en profiter, en faisant éverrer toute espèce de chiens.

Je n'en dirai pas davantage sur la rage ; mon but est d'indiquer le moyen d'en préserver, et non d'en tracer l'origine.

### CHAPITRE DEUXIÈME.

MORSURE DES REPTILES. — La morsure des reptiles est une maladie purement accidentelle, et non dépendante de la nature ; elle n'est pas aussi dangereuse que la rage ; on en meurt rarement si elle est traitée de suite, le virus est détruit et la morsure ne produit aucun effet malheureux.

« Au bout de quelques heures, le virus se communique, et l'enflure devient complète. »

## CHAPITRE TROISIEME.

CHARBON. — Cette maladie est toujours causée par la corruption des humeurs.

On la reconnaît chez les animaux domestiques, lorsque l'individu affligé lève une jambe de devant ou de derrière, qu'il s'y forme une tumeur, et qu'en la touchant, la peau fait presque le bruit d'un parchemin sec froissé entre les doigts. Ce bruit, nommé crépitation, est un signe certain de sphacèle ou de gangrène parfaite. Tant que la tumeur se forme, l'animal éprouve les symptômes de la plus vive irritation. Ses yeux sont ardens, très-enflammés et hagards; la nourriture lui devient insupportable, et il périt au bout de quelques jours, s'il n'est remédié promptement.

Cette maladie est tellement contagieuse, qu'un jour, par précaution, on voulut que je fisse des incisions à un veau qui n'était point malade : les ayant faites avec un bistouri encore teint du sang d'animaux malades que je venais de traiter, le virus s'introduisit par ce moyen, et en trois heures le veau mourut tout gangrené (1).

--------

(1) Le charbon se communiquant rapidement des animaux aux hommes chargés de les soigner, ceux-ci doivent se laver soigneusement les mains avec du vinaigre aussitôt qu'ils les ont touchés, et prendre bien garde de s'inoculer l'humeur qui sort des ulcères.

## CHAPITRE QUATRIEME.

DES COLIQUES. — Les coliques, en général, sont des maladies d'intestins, causées par les révolutions intérieures qui s'opèrent dans l'estomac, par la circulation d'un sang âcre qui se filtre à travers la bile, par le froid, l'indigestion, les vents, les tranchées rouges ou inflammatoires et les échauffemens. Elles sont suivies de convulsions affreuses. Le printemps est la saison où cette maladie se déclare le plus souvent, à cause du sang qui se renouvelle alors, et qui coule avec force dans les conduits intestinaux. Pour en éviter les suites, chez les hommes comme chez les animaux, il faut se conduire d'après l'article du traitement indiqué page 22.

## CHAPITRE CINQUIEME.

DES DARTRES. 1° Chez l'espèce humaine, les dartres sont de plusieurs espèces et se présentent sous différentes formes. Il y en a de farineuses: ce sont celles où la sérosité portée à l'épiderme, ou la surpeau, la brûle par sa chaleur acquise, la dessèche et la réduit en poussière; il y en a d'autres qui sont appelées vives ou corrosives; elles sont croûteuses et saignent au moindre attouchement: il faut les traiter avec beaucoup de soins et de promptitude, si on veut qu'elles ne se changent pas en lèpres. L'ordonnance marquée page 22 guérit de toutes les dartres en général, et n'est pas moins salutaire pour une espèce que pour l'autre.

2° Chez les animaux, les dartres se distinguent en

bénignes ou simples et en vives ou malignes. L'animal qui en est attaqué a le poil hérissé, sale, terne, déteint, couvert d'une crasse farineuse qui semble se renouveler à mesure que l'étrille la fait tomber. A ces signes généraux, se joignent parfois des pustules de diverses natures, des boutons purulens; des croûtes quelquefois sèches, quelquefois humectées d'une humeur âcre, corrosive et puante; l'ulcération de la peau accompagnée de cuisons si vives que l'animal s'écorche en se frottant contre les objets qui l'entourent.

Ces derniers symptômes caractérisent de plus spécialement les dartres vives.

*(Voir le traitement, pag.* 22 *).*

Cette maladie et toutes celles qui affectent la forme d'éruption à la peau, peuvent provenir d'un vice interne, ou être produites par toutes les causes susceptibles de gêner la transpiration, telles que la malpropreté, en bouchant les pores de la peau, le refroidissement subit, etc. (1).

### CHAPITRE SIXIEME.

Du Cancer. — Le cancer est une affection formée de matière purulente; c'est une portion d'humeur qui se filtre dans les vaisseaux, et qui y est recuite par la chaleur séreuse qui en est le corollaire immédiat.

(1) Ext. d. vét.

# TROISIÈME PARTIE.

## CHAPITRE PREMIER.

### COMPOSITION DE LA LIQUEUR ALEXITÈRE.

« On prend un quart de kilogramme d'ail, pareille quantité d'oignons, quatre onces de gros sel, un quart de kilogramme de graine de genièvre, un demi-kilogramme de grosse joubarbe, quatre onces de racine de gros capillaire, une once de fleur de blonde, quatre onces de fleur de lavande, quatre onces turquette, cinq onces de feuille de myrte, quatre onces de thym, un quart d'once de jalap, une demi-once de salpêtre, quatre onces de serpolet, deux livres de betteraves, et même quantité de carottes, quatre onces de graine de frêne, pareille quantité de racine d'églantier, deux onces rue, deux onces de sabine mâle, quatre onces de racine de sanguin, une once de safran oriental, un gros d'essence de romarin, un gros d'essence de bergomote, un gros d'essence de cédron, un demi-gros d'essence de citron, une demi-once de scammonée d'Alep, deux gros de racine de turbith, six litres de vinaigre fort et bien clair, une once de camphre dissous dans quatre litres d'eau-de-vie à vingt-quatre degrés, une once de sel de nitre, deux onces de thériaque de Venise, deux onces de petite sauge, quatre onces de pissenlit, une once de fleur de mauve, deux onces de petit capillaire, deux onces de mille-feuilles, une once de gui de chêne ou d'aubépine (tout autre gui est un poison). »

«On pile le tout dans un mortier de marbre, ensuite on le met dans un pot et on laisse infuser pendant quarante-huit heures, puis on en exprime le jus par le moyen d'une presse et on le distille à l'alambic, ou, en cas pressant, on le filtre simplement au papier gris.

« On dépose ce jus dans des bouteilles, que l'on bouche bien, de peur qu'il ne s'évente. »

« Cette liqueur alexitère, ainsi composée, peut se conserver dix ans et plus, surtout si elle est distillée.»

## CHAPITRE DEUXIEME.

### *Doses de la liqueur à prendre.*

Pour un homme de forte complexion, une cuillerée et demie; — pour une femme, une cuillerée; — pour les personnes au-dessous de vingt ans et au-dessus de soixante ans, une cuillerée; — pour les enfans de cinq ans, une cuillerée ordinaire à café, et au-dessous, une demi-cuillerée.

« Pour un cheval, un âne, une vache, un bœuf, demi-quart de litre.

Pour un mouton, un chien, une chèvre, un cochon, deux cuillerées.

« Chaque dose se prendra moitié le matin et moitié le soir, et on les augmentera ou diminuera suivant l'âge, la force ou la faiblesse du malade.

« J'observe que ces doses, ainsi fixées, sont pour la liqueur passée au papier gris; que, quant à celles distillées à l'alambic, il faudra en prendre moitié moins.

### CHAPITRE TROISIEME.

*Préparation du malade avant l'administration du remède dans les trois premières maladies.*

1. Pour la rage et les morsures de reptiles, on ne laisse point dormir le malade ; on lui fait prendre en plusieurs fois, un quart ou un demi-litre de vinaigre; on brûle la plaie au moyen d'un petit pinceau de linge bien serré et imbibé d'huile de vitriol ; le lendemain on lève la croûte qui s'y est formée à la partie ulcérée, et on fait les frictions indiquées dans le chapitre suivant.

2. « Pour empêcher les suites funestes du charbon, chez les hommes, on fait des incisions sur la partie malade , et on lui fait prendre , outre la dose de liqueur alexitère , et pendant plusieurs jours, la tisane purgative indiquée page 25.

«Chez les animaux, on fait quatre ou cinq incisions avec un bistouri : la première, sur la tumeur dont l'intérieur se trouve noir ; la seconde, à quatre doigts du fourchet ; la troisième, au défaut du jarret ; la quatrième , à dix centimètres de la hanche, si c'est la jambe de derrière, et à pareille distance de l'épaule, si c'est la jambe de devant ; la cinquième, à un bouton noir qui se trouve sous la langue du bœuf seulement. On coupe ce bouton et on lave la plaie avec du vinaigre, du sel, de l'ail pilé, pendant vingt-quatre heures. Ensuite, on y passe de la liqueur alexitère, indépendamment de la dose fixée pour prendre ; le tout pour empêcher la communication du mal et pour faciliter l'extraction de l'humeur. »

## CHAPITRE QUATRIEME

### *Traitement des deux premières maladies.*

RAGE, MORSURES DE REPTILES. — Le traitement se fait pendant neuf jours ; dans ce laps de temps, on fait prendre la liqueur à jeun ; on promène beaucoup le malade ; on lui fait prendre un bain à l'eau froide matin et soir ; on le tient à la diète ; et si c'est une personne, on lui fait prendre du bouillon aux herbes, telles que laitues, bettes, carottes, chicorées sauvages, avec un peu de racine de chardon roulant, et peu de beurre. — On fait des frictions trois ou quatre fois par jour, avec de la charpie imbibée de liqueur alexitère, et on fait entrer le plus possible de cette liqueur dans les ouvertures. Si, au bout de quelques jours, il lève des boutons autour de ces mêmes ouvertures, on doublera les bains et les frictions et on augmentera la dose de liqueur d'une demi-cuillerée. — On purgera le malade à la fin du traitement avec la tisane indiquée page 23, ou tout autre purgatif, en cas pressant, c'est-à-dire, le dixième jour, et sa santé est rétablie. »

## CHAPITRE CINQUIEME

### *Traitement de la troisième maladie.*

CHARBON. — Dans le traitement du charbon, on continue les frictions (1) pour éviter la gangrène jusqu'à

---

(1) A défaut de liqueur alexitère, avec une composition formée de deux onces de camphre, deux onces d'alain, une once de safran oriental, demi-verre de jus d'oignon exprimé, le tout décomposé dans un litre d'eau-de-vie.

ce que la suppuration soit bien établie, et pour l'entretenir, on met dans chaque plaie de l'ail pilé avec du sel ; lorsqu'il n'y a plus d'humeur, la plaie se consolide d'elle-même, et la guérison est parfaite.

### CHAPITRE SIXIEME.

Coliques. — « Le traitement pour les coliques consiste à faire prendre au malade une seule dose de liqueur alexitère par jour, tant que les tranchées se feront sentir. »

### CHAPITRE SEPTIEME.

*Traitement.* — *Remède contre les dartres.*

Tisane.—Racines $\begin{cases} \text{de parelle,} \\ \text{de fraisier } \\ \text{d'asperges,} \end{cases}$ 3 onces de chacune.

« On mettra ces trois sortes de racines dans une pinte et demie d'eau, que l'on fera bouillir trois quart d'heure avec ces racines. On laissera infuser pendant douze heures au moins, ensuite on pourra prendre trois verres de cette composition par jour et pendant deux mois consécutifs. On aura soin de ne point ôter le marc tant que la tisane durera. »

On saignera le dartreux ou le lépreux ( car le traitement est le même ) trois ou quatre fois dans le cours de la purgation. — On fera des frictions sur la partie malade avec un mélange de liqueur alexitère et d'une plante appelée vulgairement *réveil-matin* que l'on broiera (1). Ce traitement se fera tant que

(1) On aura soin aussi de passer de l'huile de laurier sur la partie affectée, tous les deux ou trois jours.

la dartre ou la lèpre existera (deux mois environ),
puis on purgera le malade avec la tisane suivante,
qui peut être employée dans toutes les maladies
parasites.

*Tisane purgative.*

Trois onces de racine de fraisier, deux onces de
bardane(griffon), deux onces de racine d'asperge, six
onces de carottes, six onces de navets, deux onces de
racines de chardon roulant (chausse-trape), quatre
onces de prunes de Damas noires, une poignée feuilles
de capillaire, une once feuilles de séné.

« On mettra le tout dans trois pintes d'eau bouil-
lante qu'on laissera encore au feu un quart d'heure
avec les plantes; on les retirera et on laissera infuser
pendant douze heures au moins, après quoi on pourra
prendre trois verres de cette composition, le matin
avant de manger, par intervalle d'une heure, ensuite on aura soin de ne point ôter le marc tant que
la tisane durera. »

« Pour guérir les animaux de cette maladie, il faut
faire des frictions avec un mélange de liqueur alexitère et de réveil-matin, faire prendre au malade la
dose de liqueur fixée pour les trois premières maladies. On pourra aussi employer pour les frictions
l'onguent corrosif indiqué dans le chapitre suivant.

## CHAPITRE HUITIEME.

CANCERS. — *Remède préservatif contre les cancers.*

« Lésez la plaie, c'est-à-dire, faites la saigner en
y pratiquant des incisions, épurez-en le sang avec un
linge que vous appuierez dessus; brûlez trois ou

quatre fois seulement la partie cancéreuse avec un pinceau de linge bien serré ; appliquez-y ensuite de la charpie graissée de l'onguent corrosif, formé des ingrédiens suivans, broyés ensemble : renouvelez l'emplâtre par intervalle de vingt-quatre heures ; lavez la plaie avant d'y appliquer l'emplâtre, avec de la liqueur alexitère ; arrachez-en, avec de petites pinces, les racines noires qui s'y seront formées huit ou neuf jours après ; continuez cette opération ; faites saigner le malade une ou deux fois, et si c'est un individu de l'espèce humaine, faites-lui prendre, pour terminer, la tisane purgative indiquée ci-dessus page 23.

### Onguent corrosif vert

Vert-de-gris, une demi-once ; térébenthine de Venise, une once ; camphre, un quart d'once dissous dans eau-de-vie ; salpêtre, une once ; hingal, une once ; beurre frais, une once ; le tout broyé ensemble.

« Cet onguent corrosif a encore la vertu de détruire radicalement les corps aux pieds. *Opération.* — On coupe le corps avec un instrument tranchant, et on y applique au vif l'onguent qui se colle de lui-même et qui tombe lorsque le corps n'existe plus. »

### CHAPITRE NEUVIEME.

### Plaies et coupures.

Pour les plaies et les coupures, on fait des frictions et des cataplasmes avec de la charpie imbibée de liqueur alexitère. On continue ce régime pendant quelques jours, et le mal n'existe plus.

FIN DU PREMIER NUMÉRO.

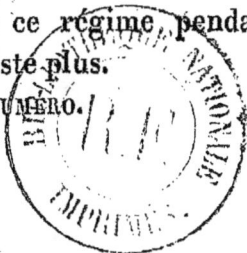

www.ingramcontent.com/pod-product-compliance
Lightning Source LLC
Chambersburg PA
CBHW070216200326
41520CB00018B/5667